AF240272

Le Yogourth et l'Hygiène

ÉTUDE

Par JACQUES ELMASSIAN

46, Rue Nicolo, Paris (XVI°)

Le Yogourth
et l'Hygiène

ÉTUDE

Par JACQUES ELMASSIAN

46, Rue Nicolo, Paris (XVIe)

Table des Matières

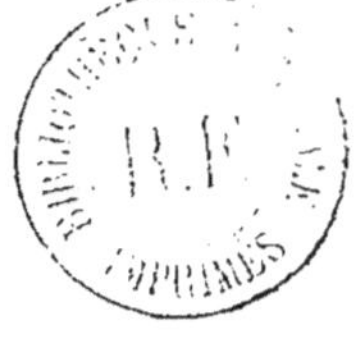

Le Corps humain

Connaître la structure de son organisme est pour tout homme une nécessité. Le corps est une agglomération de cellules, qui se composent elles-mêmes d'infinités d'atomes, mondes complets, renfermant tous les éléments dont est formée la terre que nous habitons ; si petits que le microscope ne permet pas de les distinguer.

Les géographes évaluent à un milliard et demi la population du monde entier, eh bien ! quel qu'élevé que soit ce chiffre, il est encore de 10 à 100 fois inférieur au nombre des atomes, que recouvrirait une aiguille placée perpendiculairement au corps humain en un point quelconque de sa surface. Quelle que soit la puissance des instruments que nous possédons, il demeure matériellement impossible d'évaluer avec précision le nombre infiniment grand de ces atomes, entre eux si différenciés.

Le corps humain, ai-je dit, renferme tous les éléments dont la terre est composée, les savants y ont découvert notamment de la silice, du fer et du cuivre.

Dans la composition du sang entrent de nombreux éléments, à savoir du fluor, du fer, du silicium, de l'iode, du brome, du manganèse, du cuivre, du plomb, du zinc, de l'argent, de l'arsenic, du bore, du baryum, de l'aluminium, du strontium, du rubidium, du calcium, de l'or, du cobalt, du phosphore, de la potasse, du radium, du chlore, du soufre, de l'acide carbonique.

La science actuellement ne dispose pas d'instrument suffisamment puissant pour qu'il soit possible à nos yeux de discerner des infiniment petits de dimensions inférieures au 1/8 de micron. Le jour où les progrès de l'optique auront rendu possible la construction d'un ultra-microscope mille ou dix mille fois plus puissant que les instruments utilisés aujourd'hui; ce jour les savants découvriront dans le sang d'innombrables matières que nos moyens ne nous permettent pas de déceler.

Il est difficile de se faire une idée du nombre des infiniment petits qui se trouvent dans le sang. Une goutte de sang renferme de 5 millions à 5 millions 1/2 d'hémoglobines, des microbes que nous appellerons « nourriciers » dont la fonction est d'entretenir les cellules vivantes, d'autres dont le rôle consiste à débarrasser le sang des cellules en décomposition, et que nous qualifierons de « nettoyeurs »; d'autres encore qui se chargent d'expédier dans la vessie les cellules usées ou mortes; des macrophages, des saprophytes, des phagocytes, microbes dont l'action est bienfaisante, enfin d'innombrables espèces de microbes virulents qui circulent dans le sang et le contaminent.

En un mot le sang est comme une mer renfermant un si grand nombre d'espèces, une telle infinité d'individus, sa complexité est telle qu'elle échappe à la compréhension humaine.

Les Comestibles et les Boissons

Les comestibles et les boissons sont de deux catégories : les uns sont producteurs de toxines, poisons du corps humain; d'autres non seulement ne produisent pas de toxines, mais exercent au contraire une action bienfaisante en les neutralisant et en réparant les dommages qu'elles ont causés.

Dans la première catégorie entrent la viande et les boissons alcooliques.

L'usage habituel de la viande a pour effet d'entraîner une usure précoce de l'organisme. Si la viande contient des matières nutritives et notamment des composés de l'azote qui pénètrent dans le sang au cours de la digestion intestinale, elle est par contre pour l'appareil digestif un agent d'infection particulièrement actif.

Les produits de sa décomposition contiennent de dangereux microbes qui vont peupler les multiples replis des intestins, où ils trouvent des conditions favorables à leur prolifération. Ils se multiplient à l'infini et transforment pour partie les aliments absorbés en toxines qui par le sang vont se répandre dans tout l'organisme. L'intestin infecté est comme un laboratoire où sans arrêt des êtres malfaisants produiraient du poison.

Dans le sang les toxines se trouvent en présence des microphobes et des phagocytes avec qui elles engagent une lutte véritable; même lorqu'elles se terminent par la victoire de ces derniers, ces luttes éprouvent l'organisme et nuisent à la santé, car les microbes et les antitoxines microscopiques dont les fonctions concourent à fortifier l'organisme et qui sont avant tout des agents de nutrition, cessent momentanément de remplir le rôle qui leur est dévolu, et c'est ainsi qu'ayant perdu ses serviteurs naturels, la machine humaine se détraque.

Bien plus terribles encore sont les ravages causés à l'organisme par l'usage des boissons alcooliques. Je n'en fais cependant qu'une simple mention, car un exposé détaillé exigerait des explications, qui dépasseraient le cadre d'un opuscule tel que celui-ci.

J'ai indiqué au cours des précédentes explications que c'était par trillions qu'il fallait chiffrer le nombre des cellules vivantes constituant le corps humain. Ces cellules et les infiniment petits qui par milliards pullulent parmi elles, vivent dans un milieu liquide constitué par le sang, la lymphe et le sérum.

La composition du sang et son contenu nous sont déjà connus, aussi ne ferai-je porter les explications qui vont suivre que sur la lymphe et le sérum.

La lymphe et le sérum ne sont autre chose qu'une eau salée identique à l'eau de mer : ils contiennent des chlorures de sodium, de potassium et de magnésium, du bromure et du sulfate de magnésie, du sulfate et du carbonate de chaux : ils contiennent en outre tous les éléments qui entrent dans la composition du sang, de même que dans celle de l'eau de mer et que nous avons précédemment énumérés.

Ainsi les cellules et les infiniment petits dont elles sont formées, vivent et se déplacent dans un milieu tout à fait semblable à l'eau de mer, quoique d'apparence différente et composé de sang, de lymphe et de sérum.

Ces quelques explications permettent de mesurer aisément les dégâts que provoque l'introduction de l'alcool dans l'organisme. Quelques centimètres cubes d'alcool versés dans un aquarium, d'une capacité de 10 litres suffisent à provoquer la mort rapide des poissons qui y vivent. L'alcool agit sur la cellule humaine comme il agit sur les poissons, il la détruit. Aussi ne saurait-on trouver de mot assez fort pour qualifier la stupidité de ceux qui n'hésitent pas à affirmer que l'alcool possède une valeur nutritive.

Il est possible d'évaluer l'action malfaisante de certains aliments d'après la quantité d'acide urique que leur décomposition libère dans l'organisme humain. Cette quantité est fonction de la quantité des purines qu'ils contiennent.

De tous les aliments, la viande est parmi ceux qui en contiennent les quantités les plus élevées.

Nous donnons dans un tableau ci-après les quantités de purines contenus dans 100 gr. des viandes entrant de la façon la plus courante dans la consommation.

Nature des viandes	Quantité en gr. pour 100 gr.
Foie de bœuf	0.3307
Beefteck	0,2470
Filet de bœuf	0,1575
Côte de bœuf	0,1370
Filet de veau	0,1395
Mouton	0,1163
Lapin	0,1140
Poulet	0,1545
Dinde	0,1520
Tripes	0,0688

100 gr. de sole contiennent 0,0955 de purines.
100 gr. de saumon contiennent 0,1400 de purines.

Une tasse de café ou de thé en contiennent respectivement : 0,1800 gr. et 0,0275.

Les quantités contenues dans les légumes sont relativement faibles, ainsi qu'il ressort du tableau suivant :

Nature des légumes	Quantité en gr. par 100 gr.
Légumes secs et haricots	0,0750
Lentilles	0,0740
Oignons	0,0093
Pois chiches	0,0460
Pommes de terre	0,0025

Le lait et ses dérivés ne contiennent pas de purines ou n'en contiennent que de très faibles quantités.

Dans 100 gr. de lait on trouve à l'analyse 0,0090 de purines.

Dans 100 gr. de fromage on trouve à l'analyse 0,0035 de purines.

Le beurre est pur de toute purine; il est de même du riz, du chou, de la salade et du pain blanc.

L'étude scientifique des sociétés permet de se rendre compte que les hommes, par suite d'une perversion de cet instinct de conservation auquel obéissent la plupart des êtres, ont pris l'habitude de consommer des produits dont l'action sur l'organisme est essentiellement destructrice, alors que la raison ordonne de ne rien absorber qui ne contribue à réparer l'organisme et à reconstituer sa force.

Parmi les aliments dont la consommation est à recommander, je placerai au premier rang les fruits.

Les fruits contiennent d'une manière générale :

de l'acide citrique, de l'acide tartrique, de l'albumine, des matières odorantes, des matières colorantes, des corps gras, de la fécule, du tanin, des matières minérales et quelques éléments dont la composition demeure encore inconnue.

Le tableau ci-après donne la composition approximative de la pêche et de la poire.

Substances en grammes par 100 grammes	Pêche	Poire
Sucre	11,61	9.26
Acides libres	1,16	0,58
Pectine, gomme, cire, matières colorées, albumine	4,48	3,01
Sels et matières minérales	0,97	traces
Cellulose	1,21	6,53
Eau	80,57	80,62

Le raisin contient de l'albumine, de la gomme, du tanin, 25 0/0 de sucre, et en petites quantités des matières minérales de natures diverses.

Le cacao se compose des éléments suivants : graisse, fécule, glucose, théobromine, albumine, gomme, acide tartrique, tanin, matières colorées, cellulose, fibres, matières azotées, acide oxalique, matières minérales, et d'autres matières dont la composition demeure inconnue.

L'enveloppe du cacao contient de 14 à 15 0/0 de matières azotées, des matières minérales et d'autres composés non encore identifiés.

Le cacao ne doit être consommé qu'en quantités

modérées, la théobromine qu'il contient sans avoir pour effet de précipiter les pulsations du cœur, agit cependant comme diurétique. Par contre le cacao renferme 4,50 0/0 d'acide oxalique, dont l'action tend à déterminer de la constipation et de l'anémie, particulièrement chez les enfants.

Des considérations qui précèdent il ressort que dans une saine alimentation, il convient de réduire la consommation de la viande et du poisson au strict minimum.

Il est sage de ne consommer ces aliments qu'à un seul repas, et encore d'une façon modérée, de n'en jamais donner aux enfants, même lorsqu'ils grandissent, en sorte que parvenus à l'âge mûr, ils continuent à s'en passer. Dans la mesure du possible les soles, les tripes, le fromage, le beurre, le riz, les légumes, les fruits en général, (le cacao excepté), les salades, les pommes de terre, le pain blanc et les légumes secs, doivent être préférés au bœuf, au mouton, au poulet, au dindon, et à la plupart des poissons.

Le jus des fruits est un diurétique très bienfaisant, il purifie le sang et facilite le travail de l'intestin et la fonction rénale, aussi ne saurait-on trop en préconiser la consommation.

Le thé et le café sont à proscrire dans la mesure du possible. Le thé que l'on prend à 4 heures, par suite d'une mauvaise habitude, pourrait être avantageusement remplacé par une boisson inoffensive.

D'une Alimentation rationnelle

Nous avons vu quel était le rôle des aliments dans la production des toxines, poisons de l'organisme. ·

Tout homme désireux de conserver la santé doit surveiller son alimentation, se garder de ne rien absorber qui puisse augmenter la virulence des nombreux microbes qui infectent ses voies digestives, mais au contraire consommer les produits les plus favorables au développement de ces infiniment petits dont l'action sur la santé est particulièrement bienfaisante. Rendre ces derniers à leurs fonctions normales en détruisant les premiers, tel est le but vers lequel doit tendre une alimentation rationnelle.

Débarrassé de ses toxines, entièrement purifié, l'organisme reprendra la force et la vigueur qu'il avait perdues.

Je sais combien il est difficile à un homme de rompre du jour au lendemain avec d'anciennes habitudes.

Supprimer sans transition de sa consommation journalière, la viande, le café, le thé et les boissons alcooliques, exige un effort dont peu d'hommes sont capables. Ce n'est que par un effort continu, en diminuant chaque jour un peu les quantités que l'on absorbe de ces aliments qu'il est en général possible de revenir à une alimentation rationnelle.

J'ai conseillé à mes lecteurs de se passer le plus possible de viande et de boissons alcooliques. A ceux qui font passer au premier rang de leurs préoccupations le souci de conserver ou de recouvrer la santé je recommande d'user de deux aliments dont les propriétés sont particulièrement remarquables.

Le premier de ces aliments est le jus de pastèque dont la préparation est à la portée de tous. Ce jus s'extrait très facilement des pastèques mûres à point, par la simple compression, dans une forte mousseline, de morceaux de pastèque préalablement débarrassés de l'écorce. La boisson ainsi préparée, extrêmement agréable à consommer, possède des propriétés dépuratives remarquables. Aucun médicament n'agit avec autant d'efficacité pour débarrasser le sang de ses toxines et rendre aux reins leur fonctionnement normal. Le jus de la pastèque peut être consommé en abondance sans entraîner pour l'estomac aucune fatigue, à condition toutefois que les quantités absorbées ne soient pas telles qu'elles déterminent chez le consommateur une dilatation d'estomac.

Tout homme peut pendant la saison, faire à peu de frais une cure d'une douzaine de jours en n'absorbant d'autre boisson que le jus de pastèque.

Le Yogourth est le second des deux aliments dont je préconise avant tout la consommation. Le Yogourth doit être consommé pendant l'année entière ; on en doit consommer environ 120 grammes, quatre fois par semaine à la fin de chaque repas, soit 960 grammes par semaine.

Le Yoghourt est appelé à jouer un rôle important dans l'alimentation humaine. Ce rôle il le devra à ses très remarquables propriétés curatives et préventives.

Le Yogourth et l'Hygiène

Le Yogourth se fabrique exclusivement avec du lait pur.

Le lait est un aliment complexe renfermant de nombreux éléments, dont je donne le tableau :

1. Margarine.	17. Phosphate de fer.
2. Butyrine.	18. Phosphate de manganèse.
3. Caprine.	19. — de soude.
4. Caproïne.	20. Chlorure de potassium.
5. Myristixine.	21. — de sodium.
6. Palmitine.	22. Soude libre ou combinée avec des matières organiques.
7. Stéarine.	
8. Butine.	
9. Lécithine ou matières grasses.	23. Acide lactique ou lactates de potasse ou d'ammoniaque.
10. Caséine.	
11. Matières albuminoïdes.	24. Silicates.
12. — extraactives ou ozmagôme.	25. Fluorures.
13. Lactine.	26. Soufre.
14. Phosphate de chaux.	27. Iode.
15. Phosphate de magnésie.	28. Urée.
16. Phosphate de potasse.	29. Créatine.

Quelles que nourrissantes que soient ces matières, elles n'en sont pas moins d'une digestion relativement difficile. Le meilleur estomac ne saurait digérer le lait en moins de 3 heures ou 3 heures 1/2.

Bien plus, le lait peut, en se décomposant dans un appareil digestif déjà infecté, contribuer à augmenter l'infection existante, car les matières que produit sa digestion, constituent un milieu extrêmement favorable à la prolifération des colonies de microbes qui ont élu domicile dans les multiples replis de l'intestin, proliférant à l'infini et produisant des toxines en abondance.

Ainsi l'absorption du lait peut être indirectement une cause d'intoxication.

Le Yogourth, préparé avec du lait pur ne présente pas ces inconvénients. Les ferments longs, blancs et octopodes qu'il renferme peuvent être digérés par l'estomac le plus délicat au maximum en deux heures.

Ces ferments purifient les intestins et font disparaître les irritations, ils sont en outre de très actifs agents de destruction des toxines et des microbes apportés dans l'appareil digestif par la viande.

Tout homme faisant usage du Yogourth peut, avec la plus grande facilité, sans avoir recours à l'analyse de ses selles, se rendre compte des effets produits par la consommation de cet aliment.

Avant l'absorption du Yogourth les selles étaient noirâtres, elles sont devenues jaunâtres lorsque le Yogourth a accompli dans les voies digestives, particulièrement dans les intestins, son œuvre de purification et d'élimination des toxines.

Le Yogourth guérit la constipation chronique, si fréquente chez les vieillards et les alcooliques; il rétablit les organes dans leur fonctionnement normal. Il dispense ceux qui le consomment de l'emploi des purgatifs et des laxatifs dont bien des personnes font un usage abusif. Nous en connaissons qui par l'usage quotidien qu'ils font de ces derniers s'exposent à l'entérite, à la péritonite, à l'appendicite et aux maladies les plus graves.

Le Yogourth prévient toutes les maladies qui trouvent leur origine dans l'irritation intestinale chronique entraînée par une alimentation défectueuse.

Aussi se recommande-t-il particulièrement aux personnes que l'âge ou la profession astreint à une existence sédentaire et sont, pour cette raison, plus sujettes à la constipation que certains travailleurs manuels dont la profession s'exerce exclusivement au grand air. Le Yogourth qui pour tous constitue un régénérateur puissant est un aliment dont les savants, les médecins, les professeurs, les écrivains, les vieillards, ne sauraient se passer.

Le Yogourth est encore un soporifique inoffensif et efficace. Du fait qu'il débarrasse le sang des toxines et des microbes qui tendent à l'infecter, qu'il multiplie et fortifie les antitoxines microscopiques, protectrices du corps, il diminue par cela même, chez ceux qui le consomment la pression artérielle et par conséquent la nervosité. Il agit d'une façon particulièrement active sur les vieillards et sur les tempéraments lymphatico-nerveux et bilio-nerveux, auxquels il procure le repos et la tranquillité. C'est par excellence le préventif de l'artériosclérose, de la phlébite, de la sciatique, de l'hémorrhagie intestinale, de la mycose intestinale, de la péritonite, de l'appendicite, de l'antagonisme, de la trombose veineuse, et de la trombose artérielle.

C'est enfin un aliment indispensable pour tous les malades de l'estomac, particulièrement pour ceux qui souffrent du cancer et de l'ulcère à l'estomac. De ce fait même il entre avec succès dans le traitement des maladies de la peau et du cuir chevelu telles que psoriasis, eczéma, érythème, acnée, dartres, herpès, furonculose, rougeurs, pellicules, etc., etc.

Le Yogourth est en résumé :

Un aliment très riche qu'il convient de recomman-

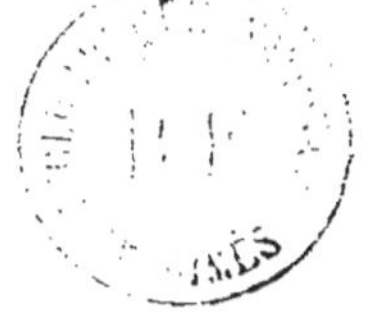

der aux vieillards, aux faibles et aux anémiques;

un régulateur remarquable des fonctions de l'intestin et de l'estomac, qu'il nettoie, fortifie et débarrasse des microbes qui les infectent;

un préventif pour la plupart des maladies de l'estomac, de l'intestin, de la peau et de l'appareil circulatoire.

A tous ces titres on ne saurait trop en préconiser la consommation dans les villes où la population s'alimente en général d'une façon défectueuse et se surmène.

Le Yogourth
et le Traitement de la Fièvre Typhoïde

La fièvre typhoïde est un de ces fléaux en présence desquels l'art médical reste encore désarmé. C'est seulement par l'application des mesures d'hygiène imposées aux populations qu'il a été possible de prévenir le mal plutôt que de le combattre.

A l'heure actuelle les traitements employés par les médecins traitants sont trop souvent inefficaces.

On alimente en général les typhiques, avec du lait; quand la température du malade monte, on lui donne des sirops différemment préparés qu'il absorbe par petites quantités à intervalles de 10 à 15 minutes. Là se borne souvent le traitement. On laisse en somme la maladie suivre son cours naturel.

Cette méthode est néfaste et ne peut que contribuer à hâter l'issue fatale de la maladie.

La fièvre typhoïde débute par les périodes d'agglutination, Paratyphus A et Paratyphus B. La durée de ces trois premières périodes varie entre 2 et 10 jours après quoi s'ouvre la période d'Eberth à partir de laquelle la maladie est nettement déclarée.

Dans les premiers jours, le médecin ne peut se prononcer; pendant que l'agglutination se manifeste, le malade subit des crises, il éprouve des maux de tête, il se sent courbaturé, manifeste de fréquentes envies de vomir, sa température augmente. Tous ces symptômes sont la conséquence de l'intoxication du sang par les bacilles typhiques et les toxines qu'ils élaborent.

La nature heureusement permet parfois au malade de se rétablir. Au cours de la période de transition qui se situe entre l'état d'agglutination et l'état d'Eberth, certains malades perdent l'appétit et se refusent à prendre aucune nourriture. Cette disparition de l'appétit contribue heureusement à faciliter la guérison, car les bacilles cessant eux-mêmes de trouver dans le sang en abondance les éléments nutritifs perdent leur virulence. Ils ne perdent d'ailleurs tout pouvoir de nuire que 12 ou 18 jours après la fin de la période d'Eberth, après quoi le malade entre en convalescence.

La nature malheureusement n'a pas toujours le dessus et dans 70 0/0 des cas, l'issue de la maladie est fatale.

Ce ne sont pas toujours les jeunes gens les plus robustes qui guérissent. Ceux-ci conservent fréquemment au cours de la maladie un certain appétit, ils ne vomissent pas, et trop souvent ne peuvent résister à l'envie qu'ils ont de prendre quelque nourriture. Leur entourage ne croit pas toujours mal faire en cédant à leurs instances, malgré les conseils du médecin. Pour n'avoir pas su résister au besoin de manger, des jeunes gens d'une constitution résistante, sont morts en la première semaine de maladie, tandis que des malades chétifs ou vieux qui n'ont cessé de vomir pendant la crise, ont échappé à la mort, non sans avoir été sérieusement secoués. Les plus forts ont donné aux bacilles pendant la période même où ils accomplissaient leur œuvre d'agglutination, un aliment qui a décuplé leur virulence.

L'action de ceux-ci a été d'augmenter l'action destructrice de la cytase des leucocytes et des corps bactério-agglutininants. Les ravages qui s'en sont suivis ont été tels que dès le 4e ou le 5e jour après la déclaration de la période d'Eberth ces robustes jeunes gens sont morts.

Des conséquences aussi fâcheuses peuvent être évitées, et dans l'immense majorité des cas, les malades peuvent être sauvés par un traitement rationnel.

Aussitôt qu'il se trouvera en présence d'un malade se plaignant de maux de tête et de courbatures, manifestant de fréquentes envies de vomir, le premier soin du médecin devra être de prescrire la diète. Sans tarder il faudra faire une prise de sang et vérifier si l'introduction de bacilles d'Eberth dans le sang prélevé fait apparaître des symptômes d'agglutination. Dans l'affirmative, on administrera au malade jour et nuit par petites doses, un liquide préparé au moyen d'un Yogourth fabriqué exclusivement avec du lait dégraissé. Ce liquide s'obtient en délayant le Yogourth dégraissé dans une quantité d'eau stérilisée représentant 300 à 350 0/0 de son poids. On obtient ainsi une boisson blanchâtre que l'on appelle « Ayran » et dont les propriétés sont remarquables. Le Yogourth ordinaire ne convient pas aux typhiques dont l'appareil digestif a cessé de fonctionner d'une façon normale; il contient en effet du beurre et ne peut être digéré par des estomacs sains en moins de 1 h. 1/2 ou 2 heures.

L'Ayran est par contre d'une digestion facile, il ne contient que de l'acide phosphorique, de la potasse, de la chaux, de l'albumine, et d'autres matières nutritives en petites quantités.

Lorsque la maladie sera dans la phase d'Eberth on portera à 500 0/0 la quantité d'eau stérilisée servant à diluer le Yogourth dégraissé. Le breuvage ainsi obtenu, tout en possédant des propriétés nutritives peut être digéré sans peine par l'estomac le plus délicat. Il exerce sur le sang une action rafraîchissante; c'est un fébrifuge et un antitoxique des plus énergiques.

Un des effets de la fièvre typhoïde c'est de faire perdre au malade la mémoire et la faculté de distinguer ce qui l'entoure, au point qu'il cesse de reconnaître ses parents eux-mêmes, les troubles sont déterminés par l'entrée des bacilles typhiques dans la carotide, d'où ils envahissent les multiples vaisseaux sanguins qui alimentent le cerveau, la face, les paupières et les yeux.

Prescrire à un malade se trouvant dans un pareil état du lait et des sirops, c'est vouloir hâter sa mort, car ces sortes de breuvages, outre qu'ils fatiguent l'estomac, facilitent la prolifération des bacilles et augmentent les dangers de péritonite, accident dont l'issue est généralement fatale.

L'Ayran ne produit aucun de ces effets. Il est d'une digestion facile pour le malade ; il augmente directement et indirectement la force obsonisante que possèdent les phagocytes envers les leucocytes, graduellement il élimine les bacilles et les microbes virulents, accroît la vitalité des microbes antitoxiques qui circulent dans le sang, le sérum et les cellules, et dont la fatigue est grande, il diminue de 75 0/0 la proportion des miasmes et des virus contenus dans l'urine du malade ; ne provoque aucune constipation ; c'est un excellent diurétique, qui régularise et active la fonction des reins.

Il est assez rare que la fièvre résiste au traitement à l'Ayran. Dans l'immense majorité des cas, la maladie cesse au bout de quelques jours de mettre en danger la vie du malade et le rétablissement définitif n'est plus alors qu'une question de temps.

Nous sommes persuadé que l'Ayran est appelé à jouer dans l'avenir un rôle considérable dans le traitement d'un grand nombre de maladies et en particulier dans celui de la fièvre typhoïde

De quelques Falsifications du Yogourth pratiquées dans le Commerce

Le Yogourth est un produit que l'on peut aisément falsifier, soit par mouillage du lait servant à le préparer, soit par addition au produit fabriqué de borax et d'amidon. Ces manipulations donnent au Yogourth de la consistance sans nécessairement lui faire perdre son goût agréable.

Les malades consomment avec plaisir ces produits qu'ils croient purs et qui leur sont vendus par des commerçants sans conscience sous la dénomination de Yogourth; ils espèrent trouver la guérison, alors qu'ils ne font qu'aggraver leur mal.

La falsification du Yogourth est un crime, et l'on ne saurait trop attirer l'attention des pouvoirs publics sur les dangers que fait courir à la santé publique la mise en vente sous le nom de Yogourth des produits contenant des matières autres que le lait. Il appartient au service de la Répression des fraudes d'exercer des poursuites contre les commerçants qui se livrent à un trafic aussi malhonnête, comme il les exerce contre ceux qui mettent en vente des laits coupés d'eau. Le commerce honnête ne pourra qu'approuver la sévérité d'une répression qui s'exercera contre de véritables malfaiteurs.

Ne pouvant confier à personne le soin d'entreprendre la préparation du Yogourth, si délicate et si minutieuse, je viens de prendre la décision de fonder sous ma propre direction aux n°s 23 et 25 de la rue Singer, à Passy, un laboratoire pour la fabrication du Yogourth naturel, de l'Extrait de Yogourth, et du Yogourth dégraissé, produits spécialement destinés au traitement du cancer, de l'ulcère à l'estomac et de la fièvre typhoïde.

Les hôpitaux, le corps médical, les hôtels, les restaurants et le public en général pourront s'y adresser pour se procurer, en toute confiance, un Yogourth absolument pur, portant notre marque.

ST-DENIS, IMP. DARDAILLON

Imprimerie
J. DARDAILLON
Saint-Denis